RÉFLEXIONS

SUR L'IDÉE

DE CONFIER AU CLERGÉ

LA TENUE

DES REGISTRES DE L'ÉTAT CIVIL;

PAR UN MAIRE DE VILLAGE.

> Quelque respectables que soient les idées qui naissent immédiatement de la religion, elles ne doivent pas toujours servir de principe aux lois civiles, parce que celles-ci en ont un autre, qui est le bien général de la société.
>
> *Esprit des Lois*, *liv.* 26, *chap.* 9.

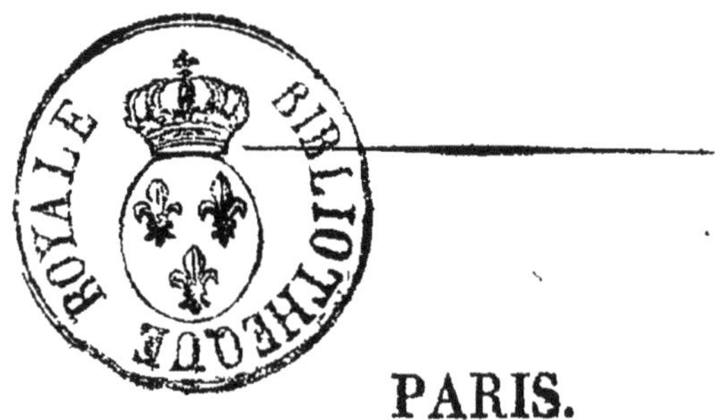

PARIS.

RIDAN, LIBRAIRE, RUE DE L'UNIVERSITÉ, N° 5.

1824.

RÉFLEXIONS

SUR L'IDÉE

DE CONFIER AU CLERGÉ

LA TENUE

DES REGISTRES DE L'ÉTAT CIVIL.

Il était permis de croire jusqu'ici que l'idée de confier au clergé la tenue des registres de l'état civil n'était qu'une pieuse rêverie de quelques saintes ames qui, dans leur zèle religieux, confondant la loi temporelle et la loi spirituelle, regardent comme une impiété, comme une infraction aux dogmes de la religion, et comme une spoliation de droits légitimes, les actes législatifs qui, depuis plus de trente ans, ont conféré à des fonctionnaires civils, à des agens responsables du pouvoir souverain, la mission de constater les mutations que les lois de la nature apportent dans l'état civil de la société.

Mais cette idée, qu'on voile encore sous des termes vaguement génériques, *les ministres de la religion*, a pris tant de consistance depuis quelque temps, elle se propage avec tant d'assurance, elle est défendue avec tant d'ardeur par des organes respectables, qu'il faut bien reconnaître aujourd'hui qu'elle a des racines plus profondes que la piété de quelques ames timorées, et qu'elle est devenue un projet de conquête sur la législation qui nous régit.

Dans une pareille occurrence, il peut être utile aux véritables intérêts du Roi, et de la Religion de l'état, que quelques voix impartiales se fassent entendre, et donnent à la question qui s'agite une couleur qui mette à même de la juger sainement.

L'homme, par le fait seul qu'il existe, a des devoirs à remplir envers son créateur. Ces devoirs sont réglés pour chacun par les préceptes de sa religion ; les ministres des autels sont chargés d'en prescrire et seconder l'accomplissement.

Les citoyens d'un même état, par le fait seul de leur réunion en société, ont entr'eux des rapports qui ne peuvent être réglés que par des lois civiles. C'est ce que Montesquieu appelle le droit public (1).

La plus importante de ces lois civiles est bien certainement celle qui a pour objet d'assurer l'état de chaque nouveau membre de la grande communauté, de garantir la conservation des familles, et de pourvoir à la fois à l'intérêt public de la société, comme à l'intérêt privé de l'individu.

Dans tout gouvernement monarchique, et notamment en France, le droit de faire exécuter les lois appartient au Roi seul (2); il exerce ce droit exclusif, ou par lui-même, ou par l'entremise d'agents responsables, révocables, dépendant de lui, et ne relevant que de lui (3).

Dans l'état actuel de nos lois, de nos mœurs, de nos intérêts, de nos besoins, MM. les curés et desservants peuvent-ils être ces agents responsables, révocables, ne dépendant et ne relevant que de l'autorité royale? Voilà toute la question. En la réduisant ainsi à sa plus simple expression,

---

(1) Esprit des Lois, liv. 1, chap. 3.

(2) Article 13 de la Charte.

(3) Article 14 *idem*.

et la dégageant de toute prévention, il semble raisonnable d'avancer que toute mesure qui tendrait à confier au clergé la tenue des registres de l'état civil serait contraire à l'esprit comme à la lettre de la loi fondamentale de l'état;

Qu'elle exigerait l'entière abrogation de toute la législation qui régit cette matière;

Qu'elle serait incompatible avec la dignité du caractère des ministres de l'autel, et nuisible à la considération qui doit les environner;

Qu'elle pourrait compromettre le repos de la société.

L'auguste fondateur de notre pacte social *ayant dû*, ainsi qu'il le dit lui-même, *apprécier les effets des progrès toujours croissants des lumières, les rapports nouveaux que ces progrès ont introduits dans la société; la direction imprimée aux esprits depuis un demi-siècle, et les graves altérations qui en sont résultées*(1), a établi, comme droit public des Français, que *chacun professe sa religion avec une égale liberté, et obtient pour son culte la même protection* (2).

---

(1) Préambule de la Charte.

(2) Article 5 de la Charte.

Pour que cette liberté et cette protection soient réelles, soient entières, il faudrait, dans le cas où les registres de l'état civil seraient confiés au clergé, qu'ils le fussent également à tous les ministres de chaque religion différente (1); car une loi règlementaire ne pourrait pas plus contraindre un curé à recevoir dans le sanctuaire un sectateur de Mahomet, qu'elle ne pourrait forcer un disciple de Brama à s'approcher de l'autel du vrai Dieu.

Mais tous les cultes n'ont pas de ministres en France. Les protestants mêmes n'en ont que dans les lieux où leur nombre est assez grand pour nécessiter l'érection d'un temple. Par qui seraient donc reçues les déclarations de naissance et de décès de tous les citoyens qui ne professent pas la religion catholique, apostolique et romaine, et qui se trouveraient naître ou mourir loin de la résidence des ministres de leur culte? Par qui, surtout, serait constaté leur mariage, qui, dans l'église romaine, n'est pas un acte, mais un sacrement? Cependant ils ont les mêmes droits à la protection du pouvoir que tous leurs

---

(1) Principe consacré à l'égard des protestants, par déclaration royale de 1787.

frères de la grande famille ; ils doivent donc en recevoir les mêmes secours. Ces secours, pour être indistinctement et également répartis, ne peuvent donc provenir que du pouvoir lui-même. Il est donc indispensable que le pouvoir ait des agens spéciaux chargés de les distribuer.

Quand il serait possible, ce qui semble contestable, de charger les ministres de chaque culte de la rédaction des actes civils de leurs co-religionnaires, auraient-ils tous, et particulièrement ceux de l'église romaine, les moyens, la volonté, la faculté légale de remplir les formalités voulues par la loi ? Nous ne le croyons pas.

En effet, la loi veut d'abord, comme garantie première offerte aux individus et à la société, que les témoins produits aux actes de l'état civil ne puissent être que du sexe masculin et âgés de vingt et un ans au moins (1).

L'usage de l'église romaine est de constater la naissance sur la déclaration de la partie intéressée, et sur la présentation qui lui est faite du nouveau-né par le parrain et la marraine, quel que soit leur âge ; car ce n'est pas de leur part

---

(1) Article 37 du Code.

un témoignage, mais un lien spirituel, un patronage religieux qu'ils viennent contracter devant Dieu.

L'église croira-t-elle devoir renoncer à ces antiques et pieuses formalités, pour adopter les nouvelles dispositions civiles ?

La loi, en prescrivant (1) que les registres seront cotés et paraphés par le président du tribunal; qu'un des doubles sera déposé chaque année au greffe; que le procureur du Roi devra en faire la vérification, dénoncer et poursuivre les contraventions; a placé les officiers de l'état civil sous la surveillance immédiate et dans la dépendance du pouvoir judiciaire.

Cette mesure tutélaire serait-elle en rapport avec la hiérarchie religieuse, et MM. les curés pourraient-ils s'y soumettre?

La loi prescrit que les déclarations de naissance seront faites dans les trois jours de l'accouchement, et que l'enfant sera présenté à l'officier de l'état civil (2).

Quoique cette disposition ne soit pas exigée sous peine de châtiment, elle est néanmoins

---

(1) Article 41 du Code.
(2) Article 55 du Code.

rigoureuse, puisque son inexécution pourrait, par la différence des dates, équivaloir presque dans ses conséquences à une suppression d'état, et donner lieu à poursuite, soit civile, soit criminelle, selon les circonstances.

L'Église en conférant le droit aux accoucheurs, sages-femmes, et autres, d'ondoyer les nouveau-nés, pour le cas de danger de mort, n'a aucun intérêt à leur prompte présentation au baptême, et ne la prescrit pas impérieusement. La conscience des parents rassurée par cette cérémonie préparatoire, il serait à craindre qu'ils n'écoutassent souvent une trop tendre sollicitude, dans la crainte d'exposer à l'intempérie des saisons leurs enfants débiles.

La loi veut que le sexe de l'enfant soit énoncé dans l'acte (1); les règlements administratifs ordonnent à l'officier civil de le vérifier. L'indispensable nécessité de cette disposition a été reconnue pour prévenir toute fraude, dont les annales judiciaires ne fournissent que trop d'exemples.

Serait-il convenable d'exiger d'un curé de vérifier le sexe de l'enfant qui lui est présenté?

---

(1) Article 57 du Code.

La loi recommande des dispositions particulières pour constater la naissance des enfants abandonnés.

Certes on ne peut douter de la sollicitude des successeurs de saint Vincent de Paule pour ces malheureux enfants. S'il suffisait de les recueillir, de les environner de soins, de les charger de bienfaits, de les adopter comme des frères, à qui pourrait-on confier leurs intérêts plus sûrement qu'aux ministres de l'Évangile? Mais la loi prévoyante a voulu entourer ces victimes de l'erreur d'une protection d'autant plus grande, qu'ils étaient plus infortunés. C'est pourquoi elle ordonne à l'officier de l'état civil de dresser un procès verbal détaillé du lieu, de l'heure de l'abandon, des vêtements de l'enfant, de toutes les circonstances enfin qui peuvent le faire reconnaître, si quelque jour le remords ou un retour de tendresse lui rendaient une famille (1). Ce procès verbal est en quelque sorte une possession d'état dans le vague, et la loi a chargé de sa rédaction l'officier de l'état civil, parce qu'il est en même temps officier de police judiciaire, et qu'il

(1) Article 58 du Code.

a qualité pour verbaliser dans l'étendue de la commune dont l'administration lui est confiée.

Le curé pourrait-il et voudrait-il exercer les mêmes attributions?

La loi, qui embrasse et protége tous les intérêts, a dû voir dans le mariage autre chose que l'acte religieux qui bénit l'union de l'homme et de la femme; elle y a reconnu de plus, non seulement un contrat de société qui se forme entre les époux, mais encore un engagement envers la grande famille, à laquelle ils sont appelés à donner de nouveaux rejetons qui doivent en partager les charges et les bénéfices. La loi a donc dû régler toutes les dispositions civiles de ce contrat, de cet engagement, et se charger elle-même de les faire exécuter.

C'est pourquoi la loi, aussi tendre dans sa sollicitude qu'elle est exigeante dans ses prescriptions, a voulu environner de tant de précautions les formalités qui précèdent et complètent le lien du mariage. Elle ne se contente plus des simples publications, telles qu'elles étaient faites autrefois; elle veut qu'il en soit tenu registre (1), qu'elles soient affichées pendant

(1) Article 63 du Code.

huit jours à la porte de la maison commune (1); elle veut que les oppositions, les actes de main-levée, soient mentionnés sur le registre des publications (2). Elle demande pour garantie le concours des officiers de l'état civil de toutes les communes où les publications ont dû avoir lieu (3). Elle exige la représentation de tous les actes qui constatent l'identité des individus qui contractent; leur examen scrupuleux, en cas de doute, ou, à leur défaut, leur remplacement par des actes judiciaires (4). Enfin elle prescrit impérieusement une formule d'acte dont le moindre écart frapperait le contrat de nullité.

MM. les curés pourraient-ils s'astreindre à l'exécution complète de ces nombreuses formalités? Cela paraît douteux. Mais si l'exécution de ces formalités ne semblait pas contraire à leurs devoirs religieux, en serait-il de même des dispositions de la loi qui fixent les causes de prohibitions de mariage (5); de celles qui reconnaissent au gouvernement seul le pouvoir

(1) Article 64 du Code.
(2) Article 67 du Code.
(3) Article 69 du Code.
(4) Articles 70, 71, 72, 73, 144 et suivants du Code.
(5) Articles 161, 162, 163 du Code.

de lever ces prohibitions, comme de dispenser des publications (1)? Non certes, car toutes ces prescriptions de la loi civile sont en opposition formelle avec celles de l'Église.

La loi, qui pourvoit avec tant de paternité à l'existence civile du nouvel être qui vient au monde, qui veille avec tant d'intérêt à l'union légitime des époux, n'a pu manquer de sollicitude pour constater le décès des membres de la grande communauté sociale. Ce complément de la vie est le terme de nos droits et de nos devoirs ici-bas; et au moment où il nous ouvre les portes de l'éternité, il ouvre à ceux qui restent après nous une nouvelle carrière de droits et de devoirs. Il était donc de la plus haute importance pour tous que ce dernier acte fût solennellement constaté.

Aussi la loi ordonne-t-elle impérieusement à l'officier de l'état civil de se transporter lui-même auprès de la personne décédée, et de s'assurer du décès (2).

Pourrait-on exiger de MM. les curés une vérification si pénible, et souvent si contraire à la

---

(1) Articles 164 et 169 du Code.

(2) Article 77 du Code.

pudeur, lorsqu'il y a doute sur la réalité du décès ; surtout, cette vérification devant se faire également dans les hôpitaux militaires, civils, ou autres maisons publiques (1)?

Il ne suffit pas à la prévoyance de la loi d'acquérir la certitude de la mort d'un citoyen, il lui faut la garantie que cette mort n'est pas l'effet du crime ou de la violence; c'est pourquoi elle ordonne impérieusement à l'officier de l'état civil de s'en assurer, et lui prescrit une règle de conduite à cet égard (2).

Serait-il convenable, serait-il sage de charger de constater le genre de mort celui qui, par devoir, est obligé de frapper de réprobation l'infortuné qui, dans un coupable égarement, se soustrait à des maux passagers pour courir à d'éternelles douleurs?

Ainsi, il est donc vrai que, par suite des misères humaines, l'homme, dans tous les actes de sa vie, depuis le berceau jusqu'à la tombe, a une existence civile indépendante de son existence religieuse ; et que, pour essayer de les confondre, il faudrait abroger toute la législation qui établit et règle cette distinction.

---

(1) Article 80 du Code.

(2) Articles 81 et 82 du Code.

Il faudrait d'autant plus l'abroger, que, si cette législation était conservée avec le seul changement de confier à MM. les curés les fonctions d'officier de l'état civil, cette charge, telle qu'elle existe aujourd'hui, serait contraire à la dignité du sacerdoce et à la considération qui doit l'environner.

Dans les siècles où l'homme, moins éclairé, ou moins superbe, ne demandait pas compte chaque jour à sa raison de ses rapports avec son Créateur, où il bornait sa destinée à croire, aimer, et servir ; l'alliance du pouvoir temporel au sacerdoce, a pu, a dû même en augmenter la puissance et l'éclat. Mais à l'époque où l'esprit humain soumet tout aux calculs d'une froide analyse, il importe peut-être à la sainteté de la religion que ses ministres, participant, quant aux intérêts matériels de la société, de l'invisibilité du Dieu qu'ils servent, n'apparaissent à l'homme que comme des médiateurs entre l'Éternel et sa créature, que comme des instruments de paix et de charité, toujours prêts à accueillir la faiblesse, à soulager l'infortune, à consoler la douleur ; enseignant la vertu par leurs exemples, faisant aimer la piété par le calme heureux qu'ils en retirent, et prouvant ainsi la vérité de la mission de leur divin Maître, qui a dit lui-même que son royaume n'était pas de ce monde.

Cette indépendance spirituelle, ce détachement des intérêts matériels, si nécessaires aujourd'hui à la dignité de la religion, semblent incompatibles avec la garantie que la loi exige des officiers de l'état civil, avec la responsabilité qu'elle fait peser sur eux.

La loi, voulant être sûre que ses prescriptions seraient fidèlement suivies, a attaché des peines à leur inexécution.

Ainsi, toute contravention à la tenue régulière des registres doit être poursuivie en justice, et punie d'une amende (1). Ainsi, toute altération aux registres, de quelque part qu'elle provienne, tout faux dans les actes, donnent lieu, non-seulement à des peines portées au Code pénal, mais encore à des dommages et intérêts envers les parties lésées (2). Ainsi, dans les actes de mariage, trop de précipitation ou de confiance, l'omission d'une simple formalité, l'oubli de son rappel dans l'acte, entraînent l'amende et l'emprisonnement (3). Quelque rigoureuses que pa-

(1) Article 50 du Code.

(2) Article 51 et 52 du Code.

(3) Articles 68, 156, 157 du Code.

raissent ces dispositions, elles ne sont que justes, puisque l'inexécution d'une seule suffit pour annuler le mariage (1).

Serait-il possible, sans avilir son caractère, d'exposer un ministre de la religion aux chances d'une pareille responsabilité, qui s'étend même jusqu'aux héritiers du contrevenant (2)?

On croirait peut-être pouvoir remédier à ces inconvénients par des juridictions ecclésiastiques. Mais il n'en existe pas, et leur établissement est inadmissible dans un gouvernement où toute justice émane du Roi (3).

Les personnes peu versées dans la connaissance de l'administration, entendant la loi n'énoncer que l'officier de l'état civil, pourraient croire que ses fonctions se bornent uniquement à la tenue des registres, et qu'il ne s'agit dans le projet proposé que d'un changement de rédacteur.

L'officier de l'état civil n'est autre que le maire de la commune, ou son adjoint par délégation. A ce titre, il est chargé, non seulement

---

(1) Articles 180 et suivants du Code.

(2) Article 200 du Code.

(3) Article 57 de la Charte.

de la tenue des registres, mais de tous les actes et détails administratifs qui en dérivent.

Il correspond directement avec le procureur du roi pour toutes les difficultés qui s'élèvent relativement à la tenue des registres. Il rend compte au sous-préfet de toutes les mutations qui surviennent, dans l'intérêt de l'état, par le décès des pensionnaires civils, militaires ou ecclésiastiques, des fonctionnaires, des chevaliers des ordres royaux, etc. etc. Il adresse tous les trois mois à la régie des domaines le tableau des citoyens décédés, avec les renseignements sur la fortune qu'ils ont laissée. Il délivre, à tout citoyen qui le réclame, expédition des actes de l'état civil; et sa signature n'a foi qu'après avoir été légalisée par le président du tribunal. Le prix de ces expéditions, fixé dans chaque commune par l'autorité supérieure, forme, déduction de la valeur du timbre, un des revenus de la commune : le maire en est comptable au receveur municipal, et doit en présenter le produit dans les projets du budget qu'il soumet annuellement au conseil municipal.

Le maire, dépositaire d'un double de chaque registre, dont l'exactitude lui est garantie par sa propre responsabilité, y puise chaque année les renseignements nécessaires à la formation du tableau des jeunes gens appelés par la loi du recrutement, au renouvellement des contrôles de la garde nationale sédentaire, et aux mutations à opérer, tant sur les rôles des contributions personnelles et mobilières, que sur les listes des électeurs.

Croit-on pouvoir, en confiant à MM. les curés les fonctions d'officiers de l'état civil, leur déléguer aussi celles qui en dérivent ?

Mais à l'instant même le curé deviendrait administrateur. De la dépendance de son évêque, il passerait dans celle du président du tribunal, du procureur du roi, du sous-préfet, du directeur de la régie, du contrôleur des contributions, du receveur municipal, de ses paroissiens mêmes, dont il serait le comptable. Et que deviendrait la dignité de son caractère dans les conflits de tant de juridictions diverses, dans ses rapports avec tant de supérieurs ?

Aurait-on l'idée de séparer les attributions, de donner seulement aux curés la tenue des registres, et de laisser aux maires la charge des détails qui en dérivent ?

Mais, d'abord, on n'échapperait pas ainsi à la responsabilité qu'entraîne la tenue des registres, et qui compromet le sacerdoce. Et, de plus, serait-il présumable que le pouvoir souverain consentît à réduire son agent au simple rôle de commis? Quelle serait alors la force de l'autorité? que deviendrait l'influence d'un magistrat sur des administrés qui, ne voyant en lui qu'un expéditionnaire, ne reconnaîtraient plus sa voix comme celle du pouvoir, et ne l'honoreraient plus comme le patron de tous les intérêts.

Il ne faut qu'un peu d'expérience des affaires, un peu de connaissance du cœur humain, pour sentir combien un pareil ordre de choses aurait d'inconvénient pour l'administration; combien ce mélange d'attributions irriterait d'amours propres, éveillerait de jalousies, exciterait de haines, et tendrait à troubler le repos de l'état.

Mais ce repos serait non seulement compromis par une telle confusion d'autorités, il le deviendrait davantage par les défiances, les inquiétudes, qu'elle inspirerait, et par la nouvelle incertitude qu'elle répandrait sur l'existence civile des familles et des individus.

La loi, telle qu'on l'imaginât, ne pourrait jamais porter atteinte à la croyance, comme aux devoirs de concience des nouveaux rédacteurs des actes de l'état civil. Et quand il serait possible de prévoir, d'éviter pour l'avenir, tous les dangers d'une pareille mesure, nous sommes trop près encore des jours de ténèbres et de désordre pour espérer régulariser aussi le passé.

La loi reconnaît légitimes les mariages contractés devant l'officier de l'état civil, et les enfants qui en proviennent. L'église ne voit dans ces unions qu'un concubinage, dans leurs fruits que des bâtards. Cependant des époux unis civilement il y a dix ans, ayant eu déjà des enfants, se présenteront devant le curé chargé des registres de l'état civil, pour faire constater la naissance de leur nouvel enfant, quelle qualité le curé donnera-t-il dans l'acte aux père et mère de cet enfant ? Les déclarera-t-il mariés ? mais il parlerait contre sa conscience, car il ne les regarde pas tels. Les déclarera-t-il non mariés ? mais ce serait proscrire d'un trait de plume des droits acquis, et frapper de réprobation un malheureux enfant qui a les mêmes titres que ses frères et sœurs, reconnus légitimes.

Dira-t-on que la crainte d'aussi funestes conséquences forcera les parents à faire sanctifier par l'église le lien qui les unit ?

Ah ! pour faire aimer et pratiquer la religion n'appelons jamais la contrainte et la violence à son aide. Souvenons-nous toujours que nous adorons un Dieu de bonté ; que c'est en éclairant les esprits, en touchant les cœurs, et non en employant son tonnerre, qu'il rappelle à lui ses brebis égarées.

Les dangers, les difficultés, signalés pour la rédaction des actes de naissance, se reproduiraient avec plus de force dans les actes de décès ; car là il n'est plus de réparation faisable, de repentir possible. Le curé sera-t-il maître de flétrir à jamais la mémoire d'un père de famille, de mettre en doute l'état de sa postérité, parce que le défunt, sous la foi d'une législation jurée, se sera contenté du mariage civil ? Et si cela pouvait être, croit-on que des générations entières verraient froidement leur existence ainsi compromise ?

Mais il est un autre inconvénient aussi grave, et particulier au décès. Les curés ne peuvent être chargés de constater la mort, sans l'être également des honneurs de la sépulture ; et lorsqu'ils croiront, par soumission aux règlements de l'église, devoir refuser ces honneurs à un défunt, que deviendra sa dépouille ? La livrera-t-on avec mépris aux soins de quelque agent subalterne de police, commis pour débarrasser la voie publique des immondices qui l'obstruent ? Mais chez tous les peuples civilisés la tombe a eu ses priviléges, et la mort a eu son culte. Chez les barbares même la cendre des aïeux a toujours été sacrée. Imaginerait-on que de nos jours la piété filiale fût moins religieuse pour les restes d'un père qui lui est ravi, l'amour conjugal moins tendre pour la dépouille de l'être qui charma sa vie, l'amitié moins jalouse des témoignages d'un sentiment qui se perpétue au-delà du tombeau? et penserait-on que de si vives et tant précieuses affections se laissassent humilier sans murmure, ou repousser sans résistance? Un pareil aveuglement est impossible. Et, alors, comment ne pas reculer d'effroi devant une idée qui peut et doit enfanter tant de maux?

Ainsi, plus on approfondit cette idée, moins on comprend qu'elle ait pu naître dans le siècle où nous sommes, et qu'elle trouve autant de défenseurs. On n'a eu l'intention de l'envisager ici que sous ses rapports avec la législation actuelle et les intérêts matériels de la société. De graves questions de droit naturel, de droit public, et de haute politique, s'y rattachent: on a dû laisser à des voix plus érudites et plus éloquentes le soin de les aborder. Mais il suffira peut-être de ces modestes réflexions, pour appeler les méditations des hommes d'état sur un projet qui violerait la loi fondamentale, renverserait une législation entière, attaquerait la dignité du sacerdoce, et menacerait de troubler l'état.

Cependant, le but qu'on se propose ne serait pas complètement atteint, si on omettait de répondre à quelques objections, vraies ou spécieuses, que présentent en leur faveur les défenseurs du projet de confier au clergé les registres de l'état civil.

On dit qu'à l'époque où MM. les curés étaient chargés des actes de l'état civil les registres étaient tenus avec une scrupuleuse régularité. Le fait est exact. Mais on oublie d'observer que les formalités exigées alors par la loi, pour la rédaction de ces actes, n'étaient ni aussi multipliées ni aussi rigoureuses que celles qu'elle prescrit aujourd'hui.

On dit que, depuis le moment où les registres ont été confiés à des laïcs, ils ont été tenus en général avec négligence, et une ignorance préjudiciable aux intérêts des citoyens. Il y a dans cette assertion erreur et exagération.

Sans doute, aux jours orageux de nos discordes, lorsque le pouvoir fut usurpé par le crime et l'ignorance, on vit des officiers de l'état civil, sachant à peine dessiner leur nom, dont les actes ont exigé de nombreux jugements de rectification ;

mais ce temps de barbarie fut de courte durée, et l'établissement des administrations communales mit promptement fin à ce régime de ténèbres.

Depuis, le gouvernement s'occupa avec sollicitude de la régulière tenue des registres, et leur confection s'améliora chaque jour. On ne peut trop louer le soin, l'exactitude, l'ordre, et même le talent, avec lesquels ces registres sont tenus aujourd'hui dans toutes les villes du royaume, et particulièrement à Paris. Il y aurait injustice à ne pas reconnaître le zèle qu'apportent à cette partie de leurs fonctions les maires des communes rurales dont le dévouement n'est payé que par la jouissance de faire le bien. Il est possible que dans quelques campagnes reculées, et malgré la sollicitude des préfets, la rareté des sujets soit telle qu'on y trouve à peine un individu sachant écrire; mais ce n'est qu'une exception; et le cas est prévu, puisque le préfet a le droit, à défaut de sujets capables, de confier temporairement l'administration d'une commune à un maire voisin. On a donc tort d'avancer que les registres sont tenus aujourd'hui avec négligence et défectuosité. Avant de déverser si gratuitement le blâme sur des magistrats, on aurait dû réfléchir que c'était accuser à la fois le maire, le préfet son surveillant, et le procureur du roi chargé de vérifier les registres, et de les faire rectifier. Trouvera-t-on d'aussi fortes garanties dans le nouveau mode proposé ? Il est permis d'en douter, surtout en considérant qu'elles doivent acquérir une nouvelle force de ces institutions municipales si desirées, et depuis si long-temps promises; comme, de la nouvelle organisation des justices de paix, patronage cantonal, qui aura le double avantage d'agglomérer des intérêts communs, et de donner à l'autorité plus de moyens de les protéger.

La société n'a donc aucun intérêt au changement proposé.

Plusieurs publicistes ont avancé que les lois faisaient les mœurs : ce principe peut être juste à l'époque de la formation des empires; mais, quand une société est arrivée à l'excès de la civilisation, il est plus vrai de dire que ce sont les mœurs qui produisent les lois.

Sans doute il importe au bonheur de la société, à la satisfaction de chacun de nous, que la religion de nos pères soit honorée et respectée, que ses ministres jouissent de la considération qui leur est due; mais que ce soit par des lois qui attestent la divinité de notre foi en punissant la profanation des choses saintes, le véritable sacrilége; que ce soit par des mesures qui ne forcent plus MM. les curés à mendier des secours de leurs paroissiens, et se mettre pour ainsi dire à leur solde; et non par une confusion de pouvoir et d'attributions qui troublerait l'ordre au lieu de le rétablir.

D'ailleurs, il faut bien le reconnaître, quoi qu'on puisse en dire, les lumières, fausses ou vraies, du siècle sont telles, que ce ne sera plus par la contrainte, mais par la persuasion et les bons exemples, qu'on pourra gagner les cœurs à la religion, et tempérer la dépravation des mœurs. Déjà une amélioration sensible se manifeste dans les hautes classes de la société, et produit d'heureux résultats sur celles qui n'apprécient les causes que par leurs effets; déjà le peuple des campagnes revient avec amour à la foi de ses pères. Que les ministres des autels, que les grands de la terre, redoublent de zèle dans la pratique des vertus, pour entretenir et propager d'aussi heureuses dispositions; mais que le pouvoir de la loi ne s'interpose jamais entre l'intelligence de l'homme et sa conscience.

Malheur au peuple que la crainte seule des lois humaines guiderait dans sa croyance, qui ne serait religieux que par intérêt! Il verrait bientôt naître dans son sein l'hydre de l'hypocrisie, fléau plus désastreux cent fois que tous les ravages de l'impiété.

Si l'expérience des sanglantes saturnales dont nous avons été les témoins ne nous a rien appris, on se flatterait en vain d'offrir l'histoire des temps passés comme des leçons de sagesse et de prudence. Que les hommes d'état songent bien cependant qu'il est des questions qu'on n'agite pas impunément ; que tout se lie dans la nature ; que les mêmes causes produisent les mêmes effets ; et qu'on ne rajeunit pas les sociétés comme les prairies, en les bouleversant. Qu'ils se reportent aux dernières années du grand siècle de Louis XIV ; qu'ils observent le débordement des temps qui suivirent ; et qu'ils méditent sur l'épouvantable catastrophe qui n'en fut que l'affreux complément !

FIN.

DE L'IMPRIMERIE DE J. GRATIOT,
Rue du Foin Saint-Jacques, Maison de la Reine Blanche.

www.ingramcontent.com/pod-product-compliance
Ingram Content Group UK Ltd.
Pitfield, Milton Keynes, MK11 3LW, UK
UKHW012127240726
13965UKWH00005B/2025

9 782013 193856